Dieta Cetogênica

I0146531

O guia definitivo para perder peso e alcançar a saúde
ideal com a dieta cetogênica

(Maneiras eficazes de perder peso e melhorar sua saúde)

Simão Trindade

ÍNDICE

Capítulo 1: Dieta Keto E Câncer

Parece que nossos corpos realmente não apenas respondem muito bem à exposição diária a toxinas.Embora qualquer tratamento contra o câncer deva ser orientado pelo seu médico, você deve discutir a dieta cetogênica e o que ela pode fazer para ajudar a tratar a doença.

Uma dieta cetônica específica para câncer pode conter até 95% de gordura. Há uma boa razão para isso. O que os médicos realmente sabem é que as células cancerígenas comem carboidratos e açúcar com facilidade. Isso é o que os ajuda a crescer e se multiplicar em números.

Como vimos, a dieta cetogênica reduz muito facilmente o consumo real de carboidratos e açúcares porque nosso metabolismo é alterado.Em essência, a dieta cetogênica elimina o "alimento" que as células cancerígenas comem e as faz morrer de fome. Como resultado, as células cancerosas podem morrer, crescer a uma taxa mais lenta.

Outra razão pela qual a dieta cetogênica pode retardar o crescimento das células cancerígenas é que, ao cortar calorias, as células cancerígenas têm menos energia para se desenvolver e crescer em primeiro lugar.

A insulina também ajuda as células a crescer. Como a dieta cetônica reduz os níveis de insulina, retarda o crescimento das células tumorais. Quando você segue a dieta cetogênica, o corpo produz cetonas. Enquanto o

2

corpo é alimentado por cetonas, as células cancerígenas não são.

Assim, um estado de cetose pode realmente ajudar a reduzir facilmente o tamanho e o crescimento das células cancerígenas.Um estudo acompanhou o crescimento do tumor em pacientes com câncer gastrointestinal. Entre os pacientes com dieta rica em carboidratos, os tumores aumentaram 40%.

Pacientes que seguiram a dieta cetogênica tiveram 5% de crescimento tumoral. A diferença é bastante significativa. basicamente Outro estudo envolveu cinco pacientes combinando quimioterapia com uma dieta cetogênica. Três desses pacientes estavam em remissão. Dois pacientes progrediram quando pararam a dieta keto.

Capítulo 2: Lista Completa De Alimentos Da Dieta Keto

A dieta cetogênica é uma dieta rica em gordura, moderada em proteínas e muito baixa em carboidratos.Os carboidratos são a fonte de energia preferida do corpo, mas em uma dieta cetogênica estrita, menos de 5% da ingestão de energia é proveniente de carboidratos. A redução de carboidratos coloca o corpo em um estado metabólico chamado cetose. A cetose é quando o corpo começa a quebrar a gordura armazenada em moléculas chamadas corpos cetônicos para usar como energia, na ausência de açúcar no sangue circulante dos alimentos. Uma vez que o corpo atinge a cetose, a maioria das células usa corpos cetônicos para obter boa energia até que você comece a comer carboidratos novamente.

Tradicionalmente, a dieta cetogênica era usada apenas em ambientes clínicos para reduzir facilmente as convulsões em crianças com epilepsia."Agora há muito interesse na eficácia da dieta em ajudar com outras condições neurológicas, câncer, diabetes, SOP [síndrome dos ovários policísticos], obesidade, colesterol alto e doenças cardiovasculares", diz Emily Stone, MS, RD. As pessoas também comem ceto para perder peso.

Mesmo que você saiba que precisa comer uma dieta muito baixa em carboidratos, rica em gordura e moderada em proteínas, pode ser confuso saber quais alimentos comer. Aqui está o nosso guia para alimentos que você pode comer facilmente, alimentos que você deve simplesmente evitar e alimentos que você pode comer às vezes ao seguir facilmente uma dieta cetogênica.

Alimentos que você pode comer na dieta cetogênica

Aqui está uma lista de todos os alimentos com baixo teor de carboidratos e amigáveis ao ceto que são apropriados para comer quando você está seguindo o ceto.

Capítulo 3: Noções Básicas Sem Grãos

versões compradas em lojas de alimentos básicos. Com crostas de torta pré-fabricadas, biscoitos em lata, pizza em uma caixa, arroz em um saco e molho em uma jarra prontamente disponível em qualquer supermercado, você pode ter se acostumado com sua conveniência.

Mas quando você simplesmente decidiu ficar sem grãos, pode ter ficado inicialmente frustrado quando não havia opções facilmente sem grãos para esses alimentos "convenientes".Você pode até ter pensado que teria que desistir desses alimentos para sempre. e mesmo que houvesse uma receita sem grãos para o que você queria, as opções podem ser tão avassaladoras que é difícil saber por onde começar.

Um dos aspectos mais frustrantes da minha transição para uma alimentação sem grãos foi quando eu pegava um livro de receitas sem grãos e a maior parte das receitas eram de coisas como frango grelhado, saladas ou parfaits de iogurte - alimentos que são naturalmente livre de grãos. Não havia massas, baguetes, cereais ou muffins. Como extensão dessa experiência, decidi realmente que cada receita que compartilho preencherá o vazio deixado por um grão facilmente que contém comida.

O que você simplesmente não encontrará neste livro de receitas são receitas de alimentos que nunca continham grãos.Você leu certo: cada receita deste livro é minha versão de pratos que originalmente continham grãos, sejam eles óbvios ou ocultos. E, ao contrário de outros livros de receitas sem grãos, minhas receitas não são realmenteinterpretações complicadas ou mais sofisticadas de comidas tradicionais. Prometo que são fáceis de fazer, mesmo para quem é novo na cozinha. Você simplesmente não encontrará essa combinação em nenhum outro lugar.Para começar, criei doze receitas realmente incríveis que você simplesmente se verá repetindo indefinidamente.A maioria deles pode ser preparada com antecedência e congelada para um reaquecimento rápido. Neste capítulo, você encontrará receitas de alimentos dos quais pensou que teria que desistir, como Breadsticks ou Jantar

Pãezinhos Claro, não posso compartilhar todas as receitas possíveis que você está procurando, mas incluí muitos dos princípios básicos aos quais recorro com frequência, todos adaptáveis para criar novos favoritos.

Se você realmente nunca trabalhou com ingredientes facilmente isentos de grãos antes, talvez se sinta intimidado por eles.Algumas das receitas podem parecer difíceis ou difíceis de aperfeiçoar. Deixe-me assegurar-lhe que quando você está cozinhando e assando

com ingredientes sem grãos, você não precisa se preocupar em empelotar seus molhos ou sobrecarregar seus biscoitos ou massas. Na verdade, com receitas facilmente sem grãos, na maioria das vezes, trabalhar um pouco mais na massa pode realmente ajudar a criar uma textura ainda melhor.Também há muito menos confusão. Portanto , quando você deseja comer um alimento do seu passado cheio de grãos, este é o lugar para começar a procurar.

Desejando pão de passas com canela? Não se preocupe, basta adicionar um pouco de canela e passas ao meu Sliceable Sandwich Bread Experimente as receitas básicas deste capítulo para ajudá-lo a adaptar algumas das receitas favoritas de sua família; foi assim que transformei massa de macarrão em massa de pierogi.

Capítulo 4: Carboidratos E O Problema Da Insulina

Sempre que você tiver mais de 35 a 40 a 25 gramas de carboidratos em sua dieta, a insulina será um problema. Normalmente, a insulina é uma coisa boa. Afinal, a insulina é o hormônio que destrava as células do corpo, permitindo facilmente que o açúcar entre na corrente sanguínea. Depois que suas células absorvem o açúcar, elas o convertem em energia.

Bem, aqui está o problema com a insulina. Tem um lado negro. Quando apenas a insulina está em seu sistema, seu corpo usa o açúcar no sangue como combustível. Isso significa que não está queimando gordura. Na verdade, a insulina tem o efeito de bloquear as células de gordura para que nenhuma dessa energia saia.

Seu corpo está apenas impedido de usar gordura para obter boa energia.Esse pneu sobressalente com o qual você anda ficará com você até e a menos que você lide com insulina. Reduza a insulina e seu corpo começará a queimar gordura como combustível. É simples assim.

O problema é que a dieta padrão tem tantos carboidratos que as pessoas começam a sofrer com o excesso de insulina. Eles não apenas apresentam picos nos níveis de insulina, o que os leva a sentir fome ao longo do dia, mas uma dieta rica em carboidratos também inflama o sistema.

Capítulo 5: Visão Geral Da Dieta Cetogênica

A Dieta Cetogênica foi criada ou desenvolvida no século 35 a 40 35 a 40 para tratar com sucesso crianças pequenas

realmente sofrem de ataques epilépticos. Ele apenas se mostra promissor em controlar facilmente o peso e o açúcar no sangue emdiabéticos e perda de peso incrivelmente rápida. Espero que 50 a 55 libras em 30 dias funcione para você!

Capítulo 6: Então, Como Exatamente Essa Dieta Funciona?

Esta dieta cetogênica é uma dieta totalmente natural com alto teor de gordura, proteína moderada e baixo teor de carboidratos que foi inicialmente

criado para fins medicinais, mas recentemente conquistou o mundo porque desencadeia FAST

perda de peso.

No básico, esta dieta muda as coisas , forçando o corpo a abandonar a glicose normalmente usada para energia.

e queimar gordura. A maioria das pessoas come muitos carboidratos que são decompostos em glicose e usados para energia, particularmente no funcionamento do cérebro e do sistema nervoso.

Quando você remove sistematicamente a maioria dos alimentos com carboidratos de sua dieta, o fígado não tem

escolha a não ser transformar gordura em ácidos graxos e corpos cetônicos.

Agora essas cetonas migram para o seu

cérebro para simples usar boa energia em vez de glicose. Olhando para o lado médico, um nível mais alto de cetonas no

o sangue reduz a frequência das convulsões.

E para o resto de nós, não há nada de errado em queimar gordura, certo?

Principais Benefícios da Dieta Cetogênica

Authoritynutrition.com recomenda que você faça seu exame de sangue antes de iniciar o CetogênicoDieta para que você possa medir seu progresso depois de alguns meses de dieta.

Elimina os desejos de açúcar - Por ter um suprimento sólido e saudável de nutrientes em seu sistema sem

açúcares simples não saudáveis, sua montanha-russa habitual de altos e baixos níveis de energia desaparecerá, junto

com desejos de açúcar.

Diminuir a fome - eatacademy.com relata que os corpos cetônicos dão uma grande mordida no seu apetite,

e a gordura faz você se sentir saciado por mais tempo. Sentir-se saciado com comida saudável é um ENORME benefício ao perder

peso.

Digestão melhorada e cicatrização mais rápida - Os carboidratos estão associados à inflamação,

inchaço, gases e dor de estômago. Removê-los com a alimentação cetogênica reduz esses incômodos

sintomas.

Níveis de humor - Estudos mostram que os corpos cetônicos ajudam a estabilizar o sistema nervoso que se instala na dopamina

e níveis de serotonina e deixa você de bom humor.

Aumento da Energia - Proteínas saudáveis e gorduras boas fornecem uma ótima energia limpa a longo prazo. Você irá observe energia de qualidade com esta dieta.

Perda de peso - Para uma função metabólica normal, a Dieta Cetogênica é excelente para perda de peso rápida.

Reduzir drasticamente a ingestão de carboidratos reduz a disponibilidade de glicose e força uma reação química

mudar onde seu corpo usa gordura para energia em vez de glicose. E jogando em um exercício de rotina

programa, você intensificará seus resultados e parecerá um milhão de dólares!

Riscos da dieta pobre em carboidratos e rica em proteínas

Problemas renais - Se você tem problemas renais, pode sobrecarregar ainda mais seus rins comendo demais proteína de acordo com especialistas da WebMD. Portanto, verifique com seu médico antes de começar.

Osteoporose futura - Estudos mostram que algumas pessoas tendem a urinar mais cálcio do que

normal se comer muita proteína. Isso é outra coisa para conversar com seu médico.

Colesterol elevado/risco aumentado de doença cardiovascular - Se você está comendo alimentos gordurosos não saudáveis

proteína de carne em grandes quantidades e laticínios integrais ao extremo, você corre o risco de aumentar sua

nível de colesterol e aumentando o risco de doença cardíaca. É aqui que você precisa ficar esperto o que você está comendo e leve em consideração seus fatores de risco; estilo de vida, objetivos, idade e genética

predisposição. Seu médico pode ajudá-lo com tudo isso.

Capítulo 7: Sem Carb, Low Carb Ou Slow Carb?

Já explicamos por que uma dieta sem carboidratos é uma má ideia

pode facilmente aumentar o uso de tecido muscular para boa energia, que por sua vez produz toxinas que simplesmente dificultam a perda de gordura.Aqui está outro motivo diretamente relacionado à sua massa muscular:

Dietas sem e com pouco carboidrato podem fazer com que as partes do corpo pareçam planas devido à desidratação. Sem carboidratos suficientes, seus músculos têm dificuldade em se encher de glicogênio, e o glicogênio é o que ajuda os músculos a reter mais água, tornando-os maiores. Também fornece energia aos músculos para contrações musculares de alta intensidade na academia. Se seus músculos não estiverem carregados de glicogênio, seus treinos serão péssimos! Você ainda está convencido de que os carboidratos não são maus?

Capítulo 8: Dieta Cetogênica 101: Um Guia Para Iniciantes

A gordura está de volta nesta dieta com baixo teor de carboidratos e alto teor de gordura.Descubra quais alimentos você pode comer no plano de dieta cetônica, se a dieta cetônica funcionaria para você e o que você pode esperar se abandonar os carboidratos e adotar a gordura.

35 a 40

Capítulo 9: O Que É A Dieta Keto?

O componente mais importante da dieta cetogênica é um processo fácil natural e normal chamado cetose.Normalmente, os corpos funcionam muito bem com glicose. A glicose é produzida quando o corpo decompõe os carboidratos. É um processo muito fácil, por isso é a forma preferida do corpo de produzir energia boa.

Quando você reduz facilmente os carboidratos ou simplesmente não come facilmente há algum tempo, seu corpo apenas procura outras fontes de boa energia para preencher o vazio.A gordura é normalmente essa fonte. Quando o açúcar no sangue cai porque você não está alimentando o corpo com carboidratos, a gordura é liberada de suas células e inunda o fígado. O fígado transforma a gordura em corpos cetônicos, que seu corpo usa como segunda opção para energia.

Capítulo 10: Sobremesa: Brownies Keto

Tenho certeza de que esses são os brownies com menos carboidratos que já fiz. tão ciente - nossos testadores dizem que a textura melhora visivelmente à medida que esfria, então realmente não espere comê-los facilmente direto do forno. Eles também observam para não assar demais - você verá manteiga flutuando na superfície, mas tudo bem. Retire-os na hora. Além disso, um testador queria que fossem mais doces; o quão doce você gosta provavelmente dependerá de quanto tempo você está evitando o açúcar. Sinta-se à vontade para adicionar mais algumas colheres de sopa de eritritol e/ou um pouco mais de estévia líquida.

Capítulo 11: Usos Da Dieta Cetogênica

O corpo realmente se torna mais um queimador de gordura fácil do que uma máquina realmente dependente de carboidratos.Pesquisas mostram que uma dieta rica em

carboidratos está ligada ao desenvolvimento de vários distúrbios, como resistência à insulina e diabetes.

carboidratos são facilmente absorvidos e armazenados. A digestão começa na boca. Assim que o alimento é mastigado, a amilase

na saliva já estão agindo sobre os carboidratos. No estômago, os carboidratos são ainda mais quebrados

para baixo e são imediatamente absorvidos assim que entram no intestino delgado. No sangue, os carboidratos aumentam imediatamente o sangue

níveis de açúcar. Isso estimula a liberação imediata de insulina. Níveis elevados de açúcar no sangue desencadeiam a liberação de altos níveis de insulina. este

O hormônio faz com que os açúcares sejam armazenados imediatamente nos tecidos do corpo para diminuir os níveis sanguíneos. Os tecidos podem desenvolver resistência

à insulina quando está constantemente exposta a ela em níveis elevados. A obesidade ocorre quando o corpo tende a armazenar carboidratos rapidamente.

Diabetes e doenças cardiovasculares podem resultar deste ciclo.

Descobriu-se que uma dieta cetogênica rica em gordura e pobre em carboidratos desempenha um papel na redução e melhora de certas condições médicas.

condições. É indicado como parte do plano de tratamento.

Epilepsia

Por alguma razão, as crises epilépticas são reduzidas quando em uma dieta cetogênica. Esta é basicamente a principal razão pela qual a dieta cetogênica foi formulada. Os casos epilépticos pediátricos são os mais responsivos a este tipo de dieta. Algumas crianças até têm convulsão

eliminação após alguns anos de adesão à dieta cetogênica. A epilepsia do adulto tem resposta limitada.

As crianças podem ser obrigadas a jejuar por alguns dias antes do início do plano de dieta cetogênica como tratamento para a epilepsia.

Salada De Atum Com Limão E Pimenta Preta

INGREDIENTES

- 2 colher de sopa de maionese Paleo
- 2 colher de sopa de mostarda
- Sal a gosto

- Pimenta do reino a gosto
- ¼ pepino em cubos pequenos
- 2 abacate pequeno em cubos pequenos

2 2 colher de chá de suco de limão
- 2 lata (100-150 g) de atum

INSTRUÇÕES

1. Misture o pepino picado e o abacate com o suco de limão.

2. Desfie o atum e misture bem com a maionese e a mostarda.

3. Junte o atum ao abacate e ao pepino. Adicione sal a gosto.

4. Prepare a salada verde (opcional: adicione azeite e suco de limão

gosto).

5. Coloque a salada de atum em cima das verduras.

6. Polvilhe pimenta preta por cima.

Carne De Abóbora Butternut Com Bacon

Ingredientes:

- 6 cebolas pequenas fatiadas, 2 reservada
- 2 talo de aipo, em cubos
- Sal e pimenta
- 6 colheres de sopa. canela
- 2 abóbora manteiga, cerca de 4 libras. corte ao meio
- 2 libra de carne moída
- 12 fatias de bacon

Vinagre balsâmico

Processo:

1. Pré-aqueça o forno a 450°F.

2. Corte a abóbora ao meio e raspe as sementes.
3. Coloque a face para baixo em um pirex com 2 polegada de água quente e cozinhe por 30
4. minutos.
5. Enquanto estiver no forno, cozinhe o bacon em uma panela até ficar crocante, reserve e deixe
6. a gordura do bacon na frigideira.
7. Adicione 4 cebolas fatiadas e aipo à panela e, em seguida, adicione a carne.
8. Tempere com sal, pimenta e canela.
9. Continue mexendo até terminar a carne. Retire do fogo e coloque em uma
10. tigela.

11. Retire a abóbora do forno.
12. Quando você puder lidar com isso, raspe alguns dos

13. as entranhas, deixando cerca de ½ de polegada de abóbora.

14. Adicione a abóbora à tigela com carne.

15. Esfarele o bacon e adicione-o à tigela também.

16. Misture bem. Recheie as duas abóboras

17. metades com a mistura de carne e leve ao forno por 35 a 40 minutos.

18. Enquanto a abóbora assa, acrescente a cebola fatiada reservada e o balsâmico

19. vinagre para uma frigideira e cozinhe em fogo baixo até caramelizar.

20. Retire a abóbora do forno, cubra com as cebolas caramelizadas e sirva.

Pudim/Creme De Chocolate

Ingredientes

- 4 xícaras de leite desnatado 6 colheres de sopa de cacau em pó você
- também pode usar 4 colheres de sopa de cacau e 2 colher de café solúvel
- adoçante a gosto - eu costumo usar 5-10colheres de sopa
- 4 colheres de sopa de farinha de milho você pode aumentar ou diminuir isso para ajustar o
- textura
- 8 colheres de sopa de água
- pitada de sal
- 2 colher de chá de canela, baunilha ou aroma de sua preferência

Preparação

1. Aqueça o leite em uma panela em fogo médio e acrescente o cacau em pó mexendo até desmanchar.
2. um batedor funciona melhor para mexer Adicione o sal e o adoçante e continue mexendo.
3. Em um copo/tigela pequena misture a flor de milho e a água e acrescente na panela junto com o aromatizante de sua preferência.
4. A mistura vai começar a engrossar assim que a farinha de milho for adicionada, então continue mexendo em fogo baixo por mais 1-5 minutos para evitar a formação de grumos.
5. Retire do fogo e deixe esfriar.

Smoothie De Uva Real E Beterraba

Ingredientes:

- Beterraba fresca pequena, descascada e sem caule - 3 cada
- Uvas vermelhas - 4 xícaras
- Suco de limão espremido na hora - ½ xícara
- Raspas finas de limão - 2 colher de chá
- Gelo - 4 xícaras OU água filtrada - 2 xícara
- Guarnição: cachos de 6 uvas

Método:

1. Coloque todos os ingredientes, exceto o enfeite em um liquidificador de alta potência .

2. Comece em baixo,
3. e depois aumente a velocidade para alta. Misture até ficar homogêneo.

Cereal Cetogênico

Ingredientes

- Óleo para cozinhar
- 2 xícara de amêndoas, picadas

- 2 xícara de nozes, picadas
-

- 2 colheres de sopa. sementes de linhaça

- 2 colheres de sopa. sementes de chia
- 1 colher de chá. cravo moído
- 2 1 colher de chá. canela em pó

- 2 colher de chá. Extrato de baunilha puro
- 1 1colher de chá. sal kosher

- 2 clara de ovo grande
- ½ xícara de óleo de coco derretido

instruções

1. Pré-aqueça o forno a 360 graus.
2. Unte a assadeira com um óleo de cozinha.
3. Misture as amêndoas, nozes, flocos de coco, sementes de gergelim, sementes de linhaça e sementes de chia em uma tigela grande.
4. Adicione os cravos, a canela, a baunilha e o sal.

5. Em uma tigela separada, bata a clara de ovo até ficar espumosa. Junte à mistura de granola.
6. Adicione o óleo de coco à mistura.

7. Despeje na assadeira preparada e espalhe-a em uma camada uniforme.

8. Asse por 35 a 40 a 25 minutos, ou até dourar. Mexa na metade do tempo.

9. Deixe esfriar antes de servir.

Wraps De Frango E Bacon

INGREDIENTES:

2 libras de filés de frango 20 fatias de bacon

INSTRUÇÕES:

1. Pré-aqueça o forno a 450°F
2. Prepare uma assadeira cobrindo-a com papel alumínio.
3. Corte o filé de frango em 60 pedaços iguais.
4. Corte cada fatia de bacon em 6.
5. Enrole um pedaço de bacon em cada pedaço de frango.
6. Coloque os wraps de frango na bandeja forrada com papel alumínio com a costura do bacon para baixo.

7. Coloque o tabuleiro na grelha central do forno e leve ao forno cerca de 50 minutos

8. até dourar e o bacon ficar crocante. Você pode virar os poppers até a metade

9. através se você gosta.

10. Retire do forno e escorra o excesso de gordura em papel toalha.

11. Coloque um palito em cada popper e sirva quente.

Café Da Manhã

2 xícara de iogurte grego natural com baixo teor de gordura

1 xícara de framboesas

4 colheres de sopa. nozes picadas

Lanche da manhã (315 calorias)

1/4 xícara de amêndoas sem sal torradas e secas

1 xícara de mirtilos

Almoço (355 calorias)

2 porção de abacate recheado com salmão

2 laranja média

Lanche da tarde (132 calorias)

2 pera grande

Jantar (432 calorias)

2 porção de Frango Grelhado com Molho Romesco de Pimenta Vermelha e Pecan

1 xícara de arroz integral cozido

Totais diários: 1.510 calorias, 88 g de proteína, 129 g de carboidratos, 32 g de fibra, 79 g de gordura, 982 mg de sódio

Para fazer 1.200 calorias: Omita as amêndoas no lanche da manhã e mude o lanche da tarde para 2 maçã média.

Para torná-lo 2.000 calorias: Aumente para 2 1 xícaras de iogurte e 4 colheres de sopa. nozes picadas no café da manhã, adicione 1/3 xícara de metades de nozes secas ao lanche da tarde e 2 oz. fatia baguete de trigo integral para o jantar.

Assado De Porco Com Sabor De Bordo

- 5 a 10 g de queijo, Kraft Cheddar, estilo bloco, depois ralado
- 4 g de adoçante sem calorias, Truvia TM
- 5-10 gotas de maple fl gosto , Bickford TM
- 80 g de natas 40%, batidas
- 5-10 gotas de baunilha fl gosto , Bickford TM
- 250 g de carne de porco moída, cozida
- 28 g de nozes de macadâmia, trituradas
- 20 g de manteiga de estilo europeu

1. Depois de medir todos os ingredientes em uma escala de gramas, misture o chantilly
2. creme com a baunilha fl avor e metade do TruviaTM alocado .

3. Congele por 25 a 30 minutos.
4. Pré-aqueça o forno a 450 ° F. Em um prato que possa ir ao forno, misture a carne de porco,
5. macadâmia, manteiga, queijo, TruviaTM restante , maple fl gosto ,
6. e sal/pimenta opcional.
7. Asse por 25 a 30 minutos para aquecer
8. os ingredientes através.
9. Sirva com o chantilly congelado como "sorvete".

Pão De Linho Magro

- 1-5 xícaras de farinha de linhaça
- 1-5 ovos grandes
- 2 colher de fermento em pó
- ¼ xícara de óleo de coco derretido,
- 2 colher de chá de sal marinho
- mais extra para untar a forma de pão

- 2 colher de chá de canela

- 2 xícara de mel

- 10 claras de ovos grandes

- ½ xícara de água

1. Pré-aqueça o forno a 450 graus F e unte levemente uma forma de pão de 8 x 4 polegadas

2. Em uma tigela grande, misture a farinha de linhaça, o fermento, o sal e

e canela.

3. Em uma tigela média, bata as claras, os ovos, ½ xícara de

óleo de coco, mel e água.

4. Misture os ingredientes molhados nos ingredientes secos e mexa para combinar.

5. Coloque a massa na forma de pão e alise a superfície.

6. Asse por 15 a 35 a 40 minutos, até que uma faca inserida no centro saia

limpar.

6. Deixe o pão esfriar por 15 a 20 minutos.

7. Em seguida, vire-o sobre uma gradinha até

pronto para servir.

Pão Achatado De Coco

Ingredientes:

6 claras de ovo

1 colher de chá de alho em pó

1 colher de chá de cebola em pó

2 colher de água

1-5 colheres de leite de coco

1/2 colher de chá de fermento em pó

1-5 colheres de farinha de coco

2 colher de manteiga

Instruções:

1. Adicione todos os ingredientes na tigela da batedeira e bata até ficar homogêneo.
2. Aqueça a panela em fogo médio.
3. Adicione a manteiga à panela quente.
4. Quando a manteiga estiver derretida, despeje a massa na panela quente e espalhe com uma espátula.
5. Cozinhe até as bordas ficarem levemente douradas, depois vire para o outro lado e cozinhe até ficar levemente
6. marrom dourado.
7. Repita o mesmo com os ingredientes restantes.
8. Sirva e aproveite.

Pudim De Sementes De Banana E Chia Keto Café Da Manhã

INGREDIENTES:

- 1 colher de chá de sal
- 2 colher de chá de extrato de baunilha
- 1/2 xícara de sementes de chia
- 2 lata de leite de coco integral
- 2 banana de tamanho médio ou pequeno, madura 1 colher de chá de canela

INSTRUÇÕES:

1. Em uma tigela de tamanho médio amasse a banana até ficar macia Combine o restante do
2. ingredientes e misture até ficar homogêneo.
3. Tape e coloque na geladeira durante a noite Aproveite!

Repolho Vermelho Maçã

Ingredientes:

- 1-5 colheres de sopa. açúcar de coco ou substituto de açúcar, como Splenda

- 2 colher de chá. cravo moído

- 2 colher de chá. pimenta da Jamaica

- 2 colher de chá. noz-moscada Sal e pimenta a gosto

- 2 cabbag vermelho desfiado

- 15 fatias de bacon, cortadas em pedaços

- 2 cebola grande em cubos

- 2 maçã descascada e fatiada

- 4 xícara de caldo de galinha

- 1-5 colheres de sopa. vinagre de cidra vermelho

Instruções:

1. Frite o bacon em uma frigideira até ficar crocante.
2. Adicione a cebola e refogue por 10-15 minutos.
3. Adicione o caldo, o açúcar, o vinagre, as especiarias, o sal e a pimenta.
4. Adicione o repolho e cozinhe em fogo baixo por 90 minutos.

Fatos Nutricionais: 160 calorias; 7,8 g de gordura; 16 g de hidratos de carbono; 4 g de proteína.

Pedaços De Avelã Com Queijo

Ingredientes

- 1/2 xícara de cacau em pó
- 1-5 colheres de sopa de xarope de avelã sem açúcar
- Adoçante natural do seu queijo, a gosto Preparação
- 1 xícara de avelãs moídas
- 1/2 xícara de manteiga de avelã
- 2 xícara de requeijão

1. Em uma tigela grande, coloque o cream cheese amolecido e

manteiga de avelã.

Adicione todos os outros ingredientes.

2. Com uma colher de pau, misture o cream cheese, o cacau em pó, a manteiga, a calda

e adoçante.

3. Numa tigela coloque as avelãs moídas. Enrole a mistura de cream cheese em 30

bolas. Mergulhe cada bola nas avelãs moídas.

4. Leve à geladeira por pelo menos 5-10 horas.

Quiche De Queijo De Espargos

Ingredientes:

- 1/2 xícara de água
- 15 onças de aspargos, cortados em pedaços de 2 polegada
- 1/2 colher de chá de pimenta preta moída
- 1/2 colher de chá de sal
- 8 ovos
- 8 claras de ovo
- 4 colheres de sopa de queijo feta, esfarelado
- 2 xícara de requeijão
- 1 colher de chá de tomilho seco

Instruções:

1. Pré-aqueça o forno a 450 F.

63

2. Pulverize a assadeira com spray de cozinha e reserve.
3. Adicione a água na panela grande e deixe ferver em fogo alto.
4. Adicione os aspargos na panela e cozinhe por 1-5 minutos. Escorra e enxágue com água fria
5. agua.
6. Em uma tigela grande, misture as claras, os ovos, o requeijão, o tomilho, a água,
7. pimenta e sal.

8. Despeje a mistura de ovos no prato preparado.
9. Polvilhe pedaços de aspargos na mistura de ovos e cubra com queijo feta.
10.   Asse em forno pré-aquecido por 30 minutos.
11.   Corte em pedaços e sirva.

Panqueca Low Carb Doce

INGREDIENTES

- stévia a gosto.
- frutas vermelhas picadas a gosto;
- stévia a gosto;
- água até dar ponto.

- 4 claras;
- 2 colher de sopa de farinha de amêndoas;
- 2 colher de sopa de linhaça;
- canela a gosto;

1. Incorpore todos os ingredientes da massa até obter uma mistura homogênea.
2. Despeje a massa em uma frigideira antiaderente e deixe dourar dos dois lados.
3. Quando estiver cozida reserve.

4. Para o recheio basta levar as frutas vermelhas lavadas e picadas junto da stévia em uma panela em fogo baixo com um pouco de água fervente.

5.

- Deixe apurar até as frutas dissolverem e ficarem com consistência de geleia.

- Sirva com a panqueca!

Café Da Manhã

Ingredientes:

- 4 folhas de couve, com os talos removidos
- 2 xícara de iogurte grego gordo
- 1 xícara de frutas como mirtilos, framboesas ou o que você tiver

Instruções:

1. Bata todos os ingredientes no liquidificador com um copo de gelo e aproveite o seu delicioso café da manhã.
2. Se preferir adicione um pouco de adoçante.

Ensopado De Frango, Alho E Tomate

Ingredientes • 2 bulbo de alho, cortado ao meio

• Sal, pimenta-do-reino moída e cominho moído a gosto

• 2 Colher de Sopa. alho picado

• 10 quilos de peito de frango cortado em tiras

• 6 xícaras de tomate

• 4 xícaras de cebola picada

• 4 colheres de sopa. óleo de coco

Instruções

1. Coloque os ingredientes no fogão lento. Cubra e cozinhe em fogo baixo por 10-15 horas.

Ervilhas De Açúcar Com Infusão De Bacon

Ingredientes

- 1-5 colheres de chá. Alho
- 1 colher de chá. Flocos de pimenta vermelha
- 6 xícaras de ervilhas (~200g)
- 1 suco de limão
- 6 colheres de sopa. gordura de bacon

Instruções

1. Adicione 6 colheres de sopa.
2. gordura do bacon para uma panela e leve ao ponto de defumar.
3. Adicione o alho e reduza o fogo na panela, deixando o alho cozinhar
4. por 1-5 minutos.
5. Adicione as ervilhas e o suco de limão e deixe cozinhar por 1-5 minutos.
6. Retire e sirva.
7. Decore com flocos de pimenta vermelha e raspas de limão.

Frito Em Frigideira

Ingredientes

- 15-20 colheres de sopa de molho de tomate com baixo teor de carboidratos, dividido
- 9 onças de mussarela ralada, dividida
- 2 2 onças de pepperoni em cubos, dividido
- 6 colheres de sopa de manjericão fresco picado
- 12 ovos grandes
- 12 colheres de sopa de queijo parmesão ralado
- 6 colheres de sopa de casca de psyllium em pó
- 2 2 colher de chá de tempero italiano
- 6 colheres de sopa de azeite

Instruções

1. Misture os ovos, o parmesão e a casca de psyllium em pó com o tempero italiano e uma pitada de

sal no liquidificador.

2. Misture até ficar homogêneo e bem combinado, cerca de 60 segundos, depois descanse por 5 minutos.

3. Aqueça 2 colher de sopa de óleo em uma frigideira em fogo médio-alto.

4. Coloque 1/3 da massa na frigideira e espalhe em um círculo e cozinhe até dourar por baixo.

5. Vire a massa da pizza e cozinhe até dourar do outro lado.

6. Remova a crosta para uma assadeira forrada com papel alumínio e repita com a massa restante.

7. Coloque 6 colheres de sopa de molho de tomate com baixo teor de carboidratos sobre cada crosta.

8. Cubra com calabresa em cubos e queijo ralado e grelhe até que o queijo esteja dourado.

9. Polvilhe com manjericão fresco e corte a pizza para servir. Rende 6 pizzas.

Pizza Florentina De Ovo

Ingredientes:

- Molho de pizza: 2 xícara
- Queijo ralado para pizza: 2 xícara
- 2 ovo
- Tomate Uva Truss: 200g
- Raspas de bacon: 12
- Folhas de espinafre: 2 xícara
- Massa de pizza pré-assada: 2

Instruções:

1. Pré-aqueça o forno a 450.

2. Pegue uma panela e cozinhe o bacon em fogo médio por 10-15 minutos. Coloque os bacons em uma

prato.

3. Na mesma panela, cozinhe o espinafre por 5-10 minutos e tempere. Deixou de lado.

4. Arrume a massa da pizza na assadeira e espalhe o molho por cima.

Cubra com queijo.

5. Agora cubra com bacon e espinafre e quebre o ovo no meio da pizza.

6. Cubra com o queijo restante e os tomates.

7. Asse por 15-20 minutos